"你应该知道的医学常识"大型医学知识普及系列

总主编 舒志军
周 铭
主 编 曹烨民

明明白白看
下肢静脉曲张

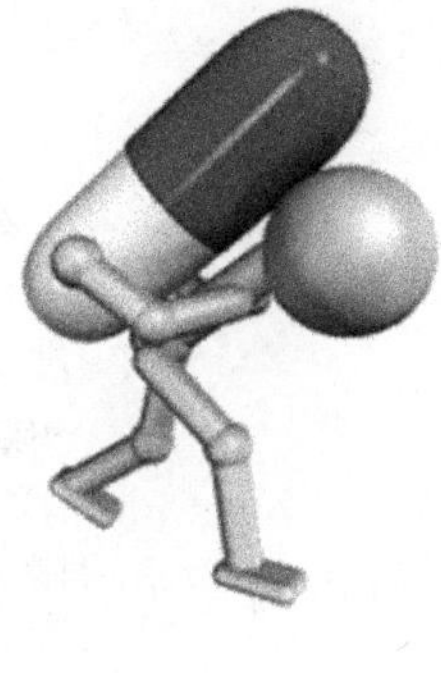

科学出版社
北 京

内 容 简 介

本书从一个临床常见病例入手，通过对此病例的剖析引出下肢静脉曲张的相关知识。本书在简单介绍了下肢静脉曲张的历史、下肢静脉曲张的解剖学相关知识后，通过知识问答形式详细介绍了下肢静脉曲张概述、检查与诊断、治疗、预后与处理及名中医奚九一对下肢静脉曲张的认识。本书内容丰富、深入浅出，语言通俗易懂，有较强的指导性和实用性。

本书适合下肢静脉曲张患者及其家属阅读，也可供临床医护人员、医学生参考使用。

图书在版编目（CIP）数据

明明白白看下肢静脉曲张 / 曹烨民主编. — 北京：科学出版社，2017.8

（“你应该知道的医学常识”大型医学知识普及系列 / 舒志军，周铭主编）

ISBN 978-7-03-054178-9

Ⅰ. ①明… Ⅱ. ①曹… Ⅲ. ①下肢静脉曲张–诊疗 Ⅳ. ①R543.6

中国版本图书馆CIP数据核字（2017）第194427号

责任编辑：闵 捷
责任印制：谭宏宇 / 封面设计：殷 靓

科学出版社 出版
北京东黄城根北街 16 号
邮政编码：100717
http: // www. sciencep. com
南京展望文化发展有限公司排版
广东虎彩云印刷有限公司印刷
科学出版社发行 各地新华书店经销

*

2017 年 8 月第 一 版 开本：A5（890 × 1240）
2025 年 9 月第十九次印刷 印张：2
字数：43 000

定价：30.00 元

（如有印装质量问题，我社负责调换）

“你应该知道的医学常识”大型医学知识普及系列总编委会

《明明白白看下肢静脉曲张》编委会

主　编

曹烨民

副主编

赵　诚

编　委

（按姓氏笔画排序）

许永城　赵　诚　徐　磊　曹烨民

丛书序

我院的中西医结合工作开始于20世纪50年代，兴旺于60年代，发展于80年代，初成于90年代，1994年我院正式被上海市卫生局命名为“上海市中西医结合医院”。如今，上海市中西医结合医院已发展成为一所具有明显特色的三级甲等中西医结合医院、上海中医药大学附属医院。从上海公共租界工部局巡捕医院开始，到如今“精、融、创、和”医院精神的秉持，八十几载传承中，中西医结合人始终将“业贯中西、博采众长、特色创新、精诚奉献”的理念作为自己的服务宗旨。

提倡中西医并重、弘扬中西医文化、普及中医药知识一直是中西医结合人不懈努力的内容，科普读物的编写也是这一内容的重要组成部分。医学科普读物是拉近医护工作者和患者距离的有力工具，通过深入浅出、平实易懂的文字，能够让人们更好地了解医学、理解医生，也能使医生和患者之间的沟通更加顺畅。

本院相关科室医护工作者积极编写了“你应该知道的医学常识”大型医学知识普及系列，通过临床鲜活的病例介绍和医生丰富的经验记录，强调突出中西医结合诊断及治疗特色，着眼于人们的实际需求，为人们提供更具参考性、更为通俗易懂的医学知识，提高人们对医学科学知识的了解。此次“你应该知道的医学常识”大型医学知识普及系列的编写，也是我院在常见病患者及普通人群健康管理方面所做的一次努力。

我相信，对于患者、健康关注者还是临床医护人员，这都是一套值得阅读的好书！

上海中医药大学附属上海市中西医结合医院院长

2016 年 11 月

前 言

下肢静脉曲张是一种最常见的周围血管疾病。中医称其为“筋瘤”“青筋腿”。在我院脉管病科入院患者中，静脉曲张导致的溃疡患者占住院患者的20%左右。在门诊中，60%～70%的患者是由于静脉曲张及其并发症就医的。静脉曲张不仅因肢体“青筋”弯曲外露、皮肤发黑、粗糙鳞屑等影响患者的美观，而且肢体还会出现诸多不适，如肢体胀痛、皮肤瘙痒，严重者甚至出现血栓性浅静脉炎、下肢淤血性皮炎、血管破裂出血、下肢溃疡且反复难愈等并发症，严重影响人们的生活质量。

有关下肢静脉曲张及其并发症的疾病在周围血管疾病中占首位，因此如何防治该病是患者、家属及医生共同关心的问题。本书以临床一经典病例开篇，以问答形式展开，针对性地从下肢静脉曲张概述、检查与诊断、治疗、预后与处理等方面回答患者最关心的问题，深入浅出地介绍了下肢静脉曲张的相关知识，并回答了就医过程中可能遇到的各种问题。广大读者通过阅读本书，能对下肢静脉曲张有所了解，下肢静脉曲张患者能早期发现患病，得以及时治疗。

由于下肢静脉曲张的临床实践发展迅速，理论也在不断更新，作者的认识水平尚有一定的局限性，书中难免存在一些有失偏颇的观点，需要在今后的实践中不断完善，不妥之处请各位同道不吝指正。

参加本书编写的是上海中医药大学附属上海市中西医结合医院脉管病科的医生，本书第一章经典病例由徐磊撰写，第二章病例剖析由赵诚、许永城撰写，全书由曹烨民审校。在此，对相关人员付出的辛勤劳动及大力支持表示衷心感谢。本书在编写过程中参考了相关的书籍，在此，向这些学者表示感谢。

本书的出版得到了上海市进一步加快中医药事业发展三年行动计划（2014—2016年）中上海市中医临床基地建设项目（脉管病）（ZY3-LCPT-1-1004）、上海市中医药领军人才团队建设项目（ZY3-RCPY-1-1001）、弘扬奚九一脉管病防治特色文化（ZY3-WHJS-1-1021）、中医医院中药制剂能力提升项目——清络通脉片治疗下肢静脉曲张形成静脉炎的临床有效性和安全性再评价（ZY3-JSFC-2-1013）项目的资助，并得到上海中医药大学附属上海市中西医结合医院的大力支持，在此一并致谢。

本书由于编写时间有限，不足之处在所难免，敬请专家学者及广大读者批评指正，让我们弥补不足，以便修订再版。

主编

2017年3月

目 录

第一章 经典病例

第一节 病例摘要

患者，朱女士，68岁。因“左下肢溃烂2周”第一次收治入院。入院后早期使用内治清热利湿解毒，配合中药箍围清热消肿、中药塌渍祛湿敛疮。热证好转后，内治加用益气托毒，外治辨证选用祛腐生肌中药，配合中药塌渍清痂除垢，促使创面愈合。后期调养以益气扶正为主，预防复发。

第二节 病 史

·住院病史·

患者有双下肢静脉曲张病史10余年，平素未予以特殊治疗。5年前出现双下肢色素沉着。3年前自觉劳累后出现下肢发胀有灼热感，伴有轻度皮肤瘙痒。2周前无明显诱因下出现左小腿内侧溃烂，收住病房治疗。

第三节 检 查

·体格检查·

神清，双肺呼吸音粗，未闻及明显干、湿性啰音，心率78次/分，律齐，腹软无压痛，血压120/70 mmHg。左小腿红肿，皮温偏高，皮肤色素沉着明显。小腿下段内侧创面直径4 cm左右，肉芽淡红，水肿，伴有触痛，渗出较多。周缘黄腐暴露，部分组织发黑坏死。创周皮肤红肿，皮温灼热，伴有压痛，可见散在多处浅溃、痂皮，部分区域皮肤糜烂。双下肢可见浅静脉曲张呈蚯蚓状。双侧足背动脉搏动良好。双足趾糜烂。

·实验室检查及其他辅助检查·

1. 炎症指标　白细胞计数（9.3×10^9/L），中性粒细胞比率（76.5%），红细胞计数（3.59×10^{12}/L），血红蛋白（125 g/L），血小板计数（298×10^9/L），C–反应蛋白（72 mg/L）。

2. 凝血功能　纤维蛋白原（4.80 g/L），D–二聚体（0.56 mg/L）。

3. 血电解质　钙（2.05 mmol/L），无机磷（0.53 mmol/L），血清铁（3.7 μmol/L）。

4. 左侧胫腓骨X线　骨质疏松。

5. 胸片　双肺未见活动性病灶。

6. 双下肢静脉超声　双下肢静脉回流通畅，双下肢深静脉瓣膜功能不全。

第四节　诊　断

·中医诊断·

臁疮，湿热证。

·西医诊断·

左下肢静脉性溃疡，双下肢静脉曲张。

第五节　治　疗

·治疗方法·

1. 内治　中医辨证：① 急性期，以清热利湿解毒为治则。茵陈、山栀、苦参、黄柏、垂盆草、益母草、蒲公英、败酱草、生军、滑石、甘草。② 好转恢复期，以益气托里生肌为治则。生黄芪、党参、山药、白术、生地黄、赤芍、白芍、肉桂、牛膝。水煎口服，每天2次。

2. 外治　中药化腐清创术治疗、中药涂擦、中药塌渍等。

·治疗经过·

1. 入院后第1天　口服中药汤药以清热利湿解毒，中药外洗方清洗塌渍，每天1次。创周外敷中药箍围清热消肿，创周及足趾处皮肤用苯扎溴铵酊消毒（图1-1）。

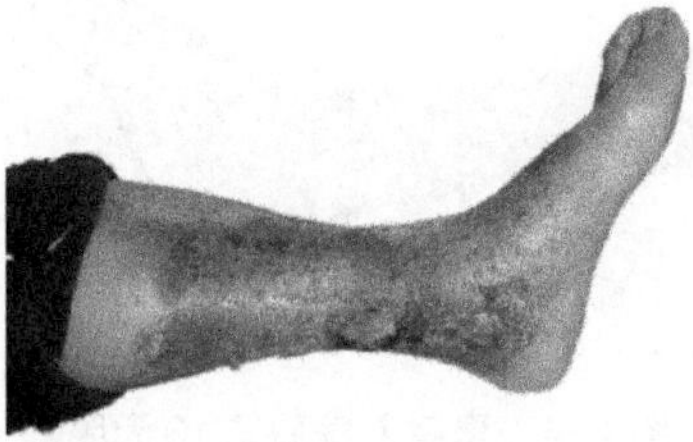

图1-1　患者入院后第1天照片

2. 入院后第4天　患者小腿发胀灼热感减轻，创面疼痛有所好转。皮肤瘙痒缓解。小腿红肿减轻，皮温改善，创面腐肉减少，肉芽淡，渗出减少。足趾糜烂明显好转（图1-2）。

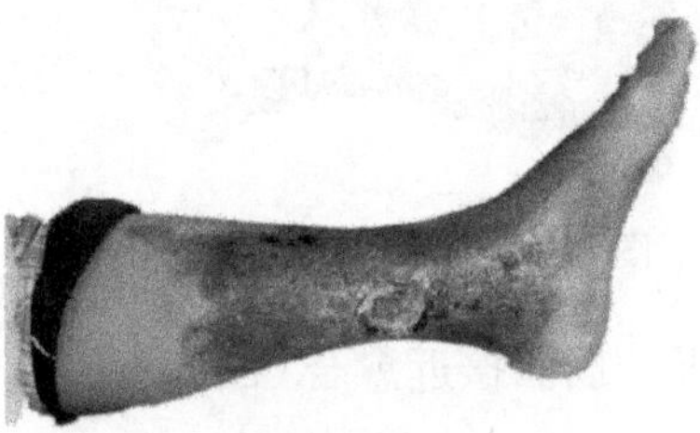

图1-2　患者入院后第4天照片

3. 入院后第7天　创面脓液稠厚，创面有上皮生长，外周皮肤痂皮减少，创周红肿消退（图1-3）。

4. 入院后第10天　创面疼痛及皮肤瘙痒等症状均消失。小腿红肿消退，皮温正常，创面肉芽红，脓液减少，创周皮肤光洁。口服中药汤药以益气托里生肌，创面改用白玉膏外敷促进创面生长（图1-4）。

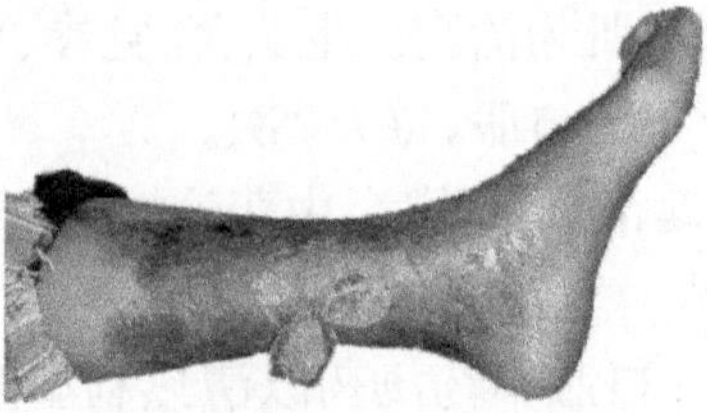

图1–3　患者入院后第7天照片

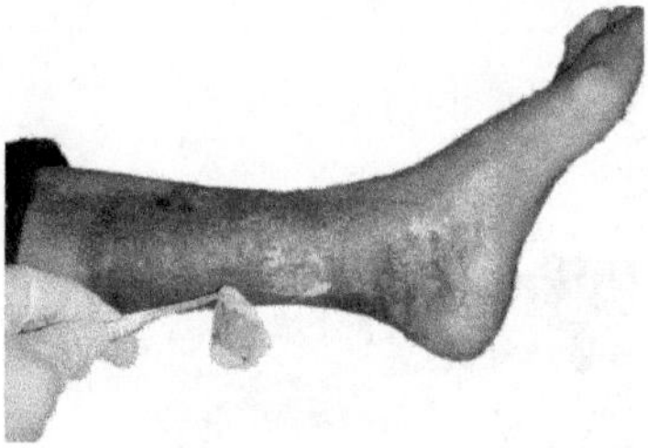

图1–4　患者入院后第10天照片

5. 入院后第12天　创面明显缩小，肉芽红润，上皮生长良好（图1–5）。

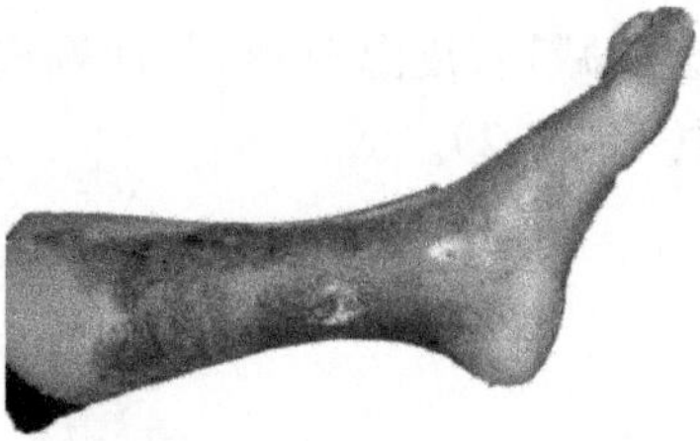

图1–5　患者入院后第12天照片

6. 入院后第14天　创面接近愈合（图1–6）。

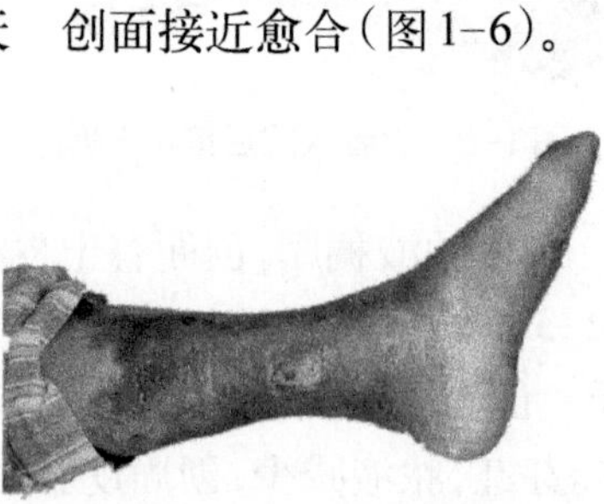

图1–6　患者入院后第14天照片

第六节　结　果

患者创面大部分愈合,部分结痂(图1–7)。

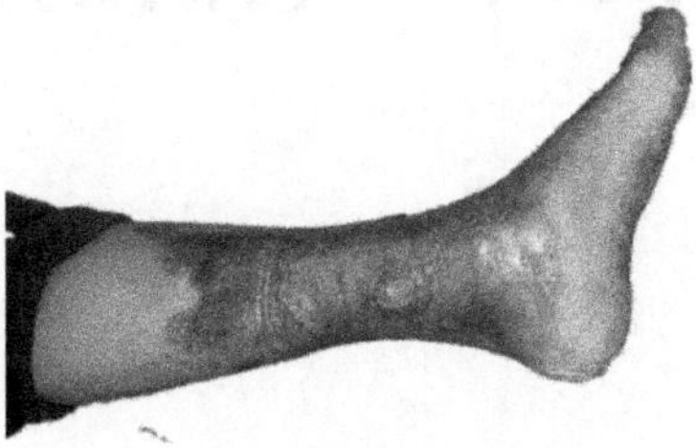

图1–7　患者下肢溃疡愈合照片

第七节　预　后

·预后预期·

患者有下肢静脉曲张病史,若能积极治疗下肢静脉曲张及其并发症,做好下肢的保健工作,则可避免再次发生下肢溃疡,预后良好。

·随访意见·

(1)建议患者每月随访一次,随访时进行下肢静脉曲张的评估,包括下肢的皮温、皮色,有无足癣、皲裂等。

(2)建议患者穿下肢静脉曲张袜。

(3)建议患者每半年行双下肢静脉多普勒检查。

·随访结果·

随访2年,溃疡未再复发(图1–8)。

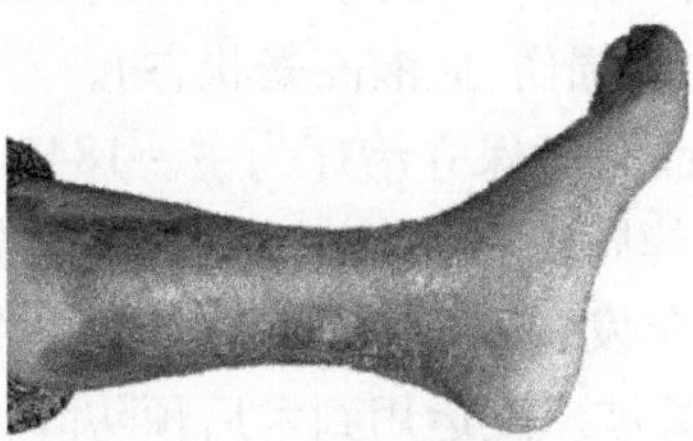

图1–8　随访患者2年照片

第二章　病例剖析

第一节　下肢静脉曲张的历史

西方医学对下肢静脉曲张的认识最早可追溯到公元4世纪雅典神庙的一座石雕，石雕清楚地刻画了一条具有浅表静脉曲张的小腿。15世纪，欧洲文艺复兴时期意大利著名画家达·芬奇对于人体解剖图的描绘激发了人们对于静脉解剖研究的热情。建立在解剖学的基础上，人们对于静脉的生理、病理结构的认识逐渐得到了提升。17世纪英国著名的生理学家和医生威廉·哈维在1628年出版了他的血液循环论著作《心血运动论》，这本著作对于研究静脉系统的贡献是划时代的。哈维的老师法布里克斯发现静脉血管中有瓣膜，这无疑是个很重要的发现，而在此基础上，哈维指出静脉血都是向心脏流动的，静脉瓣的作用就在于防止血液倒流。此后德国病理学家魏尔啸发现肺动脉中的血凝块是由来自静脉的血栓发展而来，并提出了与这一研究密切相关的“血栓形成三要素”（静脉血液瘀滞、静脉系统内皮损伤、血液高凝状态）。

早期的下肢静脉曲张以保守治疗为主。1845年，赖德最早运用了硬化剂疗法来治疗下肢静脉曲张，随着硬化剂的更新，这项技术也不断改进。麦克莱恩于1916年发现了肝素，1937年默里发现肝素具有治疗静脉栓塞价值。此后肝素又被广泛运用到术后预防静脉血栓及肺栓塞的治疗中。1933年，蒂利特和加纳已在溶血链球菌培养基中发现了纤维蛋白溶解成分。此后纤溶酶作为具有潜在临床意义的溶栓药物受到广泛关注。1938年多斯桑托斯应用下肢静脉造影确诊临床疑似下肢静脉血栓病例。这项技术经过多年的发展成为诊断深静脉血栓(DVT)的金标准。随着时代的变迁,对于静脉曲张的治疗也逐渐开启了新的篇章,其中以手术治疗为主。到了20世纪,静脉外科快速发展,如出现了大隐静脉抽剥器这一发明,又逐渐出现了如近端结扎大隐静脉、静脉吻合手术等治疗下肢静脉曲张的方法。1968年希斯特纳发现下肢静脉倒流性病变是由静脉瓣膜功能不全导致,并开创了运用静脉瓣膜重建术来治疗静脉功能不全的先河。传统的手术疗法为现代的静脉外科奠定了坚实的基础,随着静脉外科技术的蓬勃发展,又出现了以微创技术为主的各类技术,如静脉成形术、下腔静脉滤器、血管镜下静脉取栓、超声消融治疗静脉血栓、射频和激光刨吸治疗静脉曲张等先进技术应运而生,对于静脉曲张的治疗也有了更大的发展空间。

祖国医学很早就对于静脉曲张有了一定的认识,下肢静脉曲张可归入中医的"筋瘤"范畴。"筋瘤"的病名,最早出自《灵枢 · 刺节真邪》:"……有所疾前筋,筋屈不得伸,邪气居其间而不得反,发为筋瘤。"而更为详尽和确切的记载则见于《外科正宗 · 瘿瘤论第二十三》,其中记载"筋瘤者,坚而色紫,垒垒青筋,盘曲甚者结若蚯蚓"。祖国医学认为,本病乃因先天禀赋不足,筋脉薄弱,加之长时间从事站立负重的工作、过度劳累,劳倦伤气;或多次妊娠,气滞血瘀,筋脉纵横,血壅于下,结成筋瘤;或骤受风寒或涉水淋雨,寒湿侵袭,凝结筋脉,筋挛血瘀,成块成瘤;或因外伤筋脉,瘀血凝滞,阻滞筋脉络道而成。治疗方面多辨证为劳倦伤气、气滞血瘀等证,内治施以益气、活血等法,如补中益气汤、活血散瘀汤等,并可随症加减。外治则多以中草药外敷、熏洗、针灸、按摩、缠敷、穴位注射等法,体现了个体化治疗的特色。

第二节　下肢静脉的解剖学相关知识

静脉壁正常结构为三层,即内膜、中膜和外膜。中膜富含平滑肌细胞、胶原纤维、弹性纤维等,对维持静脉壁张力和弹性起着重要作用。部分静脉内有瓣膜，是保证静脉血回心的重要结构。而下肢静脉的解剖结构主要包括浅静脉系统、深静脉系统和交通静脉。

1. 浅静脉系统　主要包括足背静脉弓、大隐静脉和小隐静脉（图2–1）。

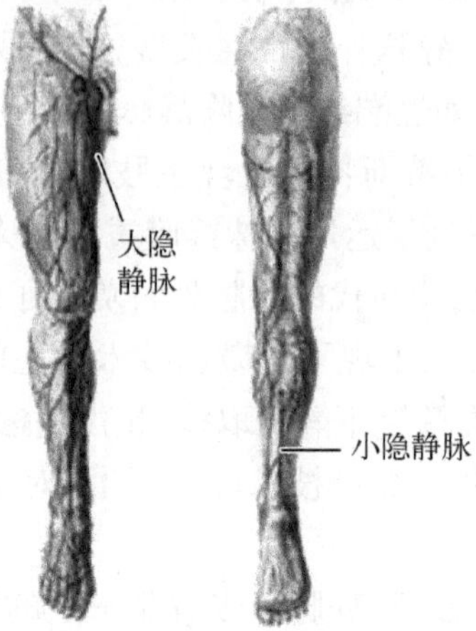

图2–1　浅静脉系统

（1）足背静脉弓：位于跖骨远侧端皮下，弓的两端沿足的两侧缘上行，外侧续小隐静脉，内侧续大隐静脉。

（2）大隐静脉：自足背静脉弓的内侧开始直向上行，经内踝前方沿胫骨缘而抵达股骨内侧髁后部，再向上外行，位于大腿内侧面在卵圆窝处注入股静脉。

（3）小隐静脉：起自足背静脉弓的外侧缘，经外踝后方上行至小腿后面，在腘窝下角穿入深筋膜，经腓肠肌的两头间上行，入腘静脉（图2–2）。

2. 下肢深静脉系统　在小腿部有胫前静脉、胫后静脉和腓静脉，后两者合成胫腓干静脉与胫前静脉在腘肌的下缘连接后成为腘静脉，穿收肌腱裂孔而移行为股浅静静脉。在大腿上部，股浅静脉与股深静脉汇合而成为股总静脉，达腹股沟韧带深面移行为髂外静脉（图2–3）。

3. 下肢交通静脉　下肢浅、深静脉之间和大、小隐静脉之间，都有许多交通支互相沟通。前者的交通支，主要位于缝匠肌下、内收肌管和膝部三处；小腿部以内踝交通静脉和外踝交通静脉最重要，内踝交通静脉有三支，引流小腿下1/3内侧面的静脉血；外踝交通静脉引流小腿下1/3外侧面的静脉血。它们的瓣膜功能不全，往往与大、小隐静脉曲张的发生和静脉淤积性溃疡的形成有密切关系（图2–4）。

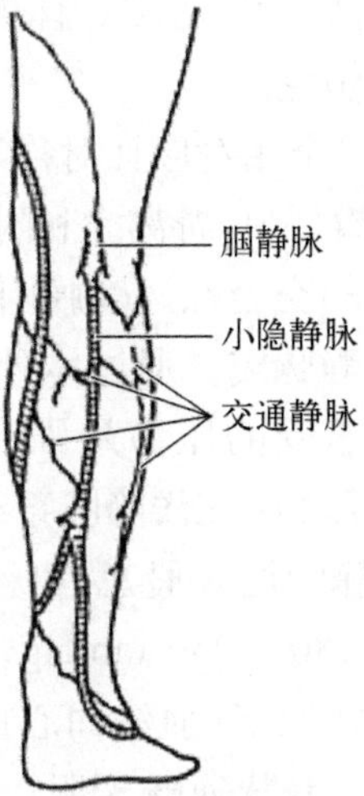

图2–2 小隐静脉

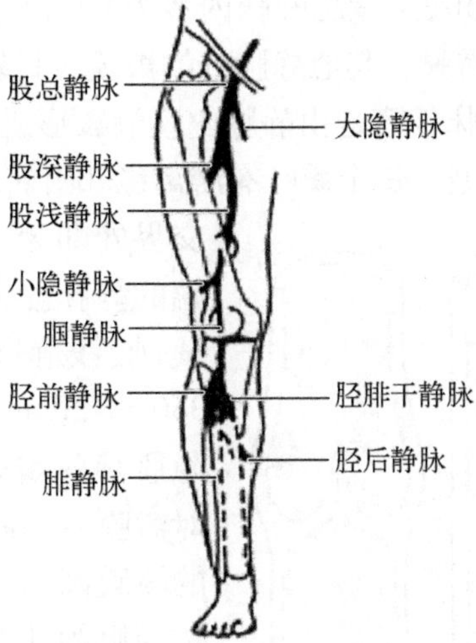

图2–3 下肢深静脉系统

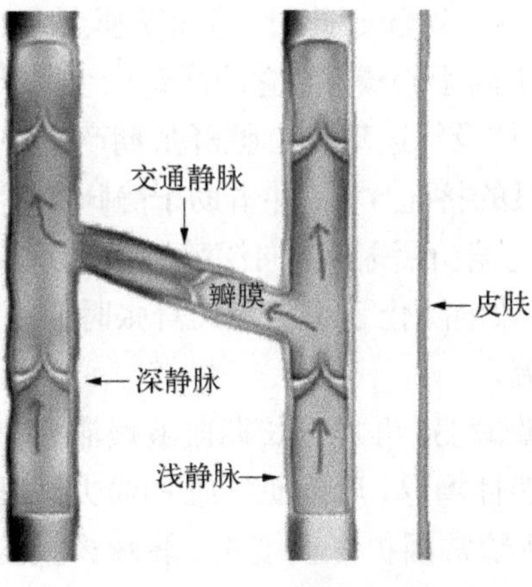

图2–4 下肢交通静脉

4. 下肢静脉瓣膜　下肢深、浅静脉及交通静脉内都有很多瓣膜，瓣膜一般多位于静脉的主要分支的远心侧，其功能是保证静脉血单向回流。下肢深静脉瓣膜的数目和位置，因人而异。一般规律是，在静脉分支汇合处的远心端，多有瓣膜存在。股深静脉和股浅静脉在会合前，各有1对瓣膜，它是最恒定的瓣膜；股浅静脉的第二对瓣膜多位于第一对瓣膜下方约10 cm处；股总静脉内多为1对，位于股总静脉的近心端；腘静脉内多有2对瓣膜。其他静脉内的瓣膜数目较多且不恒定。

静脉瓣膜是由静脉内膜皱襞形成，多数为2个相对应且对称的瓣叶，即双瓣型。每个瓣叶有游离缘和附着缘，在双瓣型中，游离缘和附着缘的交界处即为两个瓣叶的交会点。瓣膜附着缘近端的静脉膨大部分为静脉窦。通过体外力学测试，股浅静脉瓣膜可承受的压力最强，可承受350～420 mmHg逆向压力；在浅静脉系统中，以隐股静脉瓣膜（大隐静脉汇入股总静脉前的一对瓣膜）最强，但仅为180～250 mmHg，其下方的瓣膜渐弱。在正常情况下，血液向心回流时，瓣膜贴附于静脉壁上，静脉通畅无阻。当站立或其他原因引起静脉压力增高时，在逆向血流的冲击下，两瓣叶张开，游离缘靠拢，阻止血液逆流。此时，静脉窦膨大，状似竹节（图2–5）。

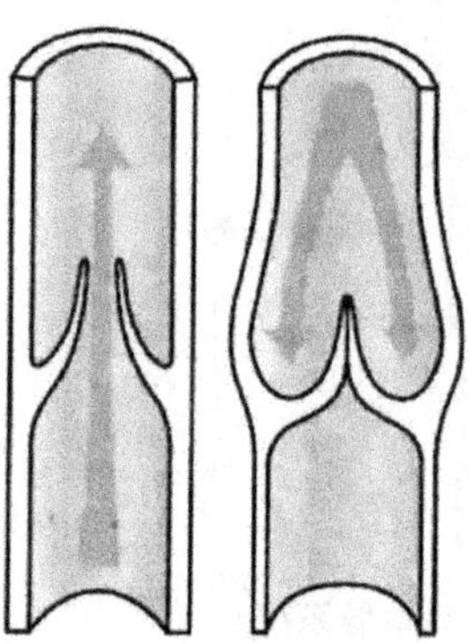

图2–5　下肢静脉瓣膜活动示意图

下肢静脉瓣膜不同于心瓣膜，它的活动受多种因素影响。下肢静脉血的向心回流，除胸腔吸气运动和心脏舒张期产生的负压吸引等作用外，主要依靠小腿肌肉泵的挤压作用，并借助于静脉瓣膜的单向开放功能，从而使血液由远端向近端、由浅静脉向深静脉流动。瓣膜的单向开放功能具有重要意义，它有效地防止了小腿肌肉舒张时血液的倒流，保证了人体直立位时的血液回流。

由于先天静脉壁薄弱，再加上长期血液瘀滞，静脉压力增加，早期肌纤维和弹力纤维代偿性增厚，后期肌纤维和弱力纤维萎缩、消失，均为结缔组织所代替，静脉壁常因扩张而变薄，静脉瓣膜的弹性纤维也发生退化。瓣膜虽呈薄膜状，无深静脉炎后瓣膜增厚的迹象，但瓣膜关闭不全，两个瓣叶不能紧密对合，导致瓣膜关闭不全，血流从两个下垂瓣叶之间向下逆流（图2–6）。

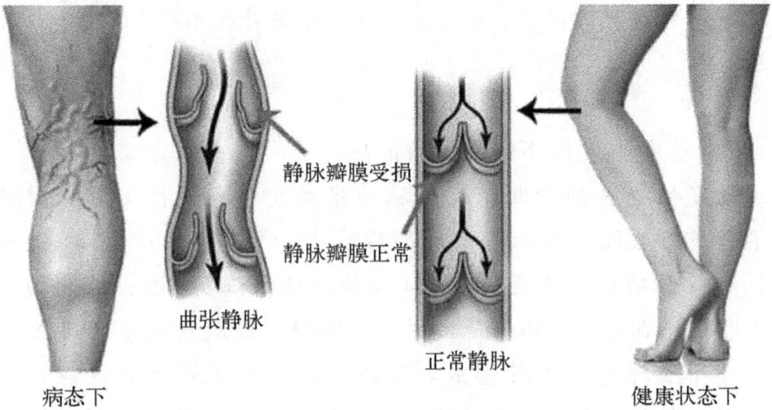

图2–6　下肢静脉瓣膜的功能

第三节　知识问答

一、下肢静脉曲张概述

·什么是静脉曲张?·

静脉曲张是指浅表静脉处于过度扩张、迂曲状态，静脉内血液瘀滞的一种疾病，通常多指下肢静脉曲张。正常人站立时，下肢的血管是看不到的，或仅能看到直的表皮血管，大多不突出于皮肤表面。当患有下肢静脉曲张时，站立时大隐静脉或小隐静脉出现曲张，也就是说患肢的浅静脉扩张、迂曲、隆起于皮肤表面甚至卷曲成团。

·什么是原发性下肢静脉曲张?·

只有下肢浅静脉曲张而没有下肢深静脉曲张的病变称原发性下肢静脉曲张，也称单纯性下肢静脉曲张。原发性下肢静脉曲张是因下肢皮下浅静脉本身的病变或解剖因素所造成的，如先天性静脉壁发育不良、静脉壁内弹力纤维较少等，其中也有下肢浅静脉的瓣膜功能不良。在原发性下肢静脉曲张中，静脉曲张只局限在下肢浅静脉系统和交通静脉，下肢深静脉完全正常，既没有下肢深静脉的堵塞和下肢深静脉瓣膜的病变，也没有下肢静脉意外的疾病(如肿瘤或炎症的压迫)。

·什么是继发性下肢静脉曲张?·

继发性下肢静脉曲张指静脉曲张继发于原发性深静脉瓣膜功能不全或下肢深静脉血栓形成的后遗症。本病作为一种症状，与原发性深静脉功能不全是共发病(经静脉造影证实，过去认为的原发性下肢静脉曲张，大部分是由原发性深静脉瓣膜功能不全所致)，或继发于下肢深静脉血栓形成。下肢静脉曲张不是下肢浅静脉本身的原因引起的，而是由于下肢深静脉的堵塞或者是由于下肢深静脉外的疾病压迫了下肢深静脉，使下肢静脉回流受阻；或者是由于其他疾病间接地导致了下肢浅静脉曲张的发生，称之为继发性下肢静脉曲张。

·什么是静脉性溃疡?·

静脉性溃疡(亦称静脉功能不全性溃疡、淤积性溃疡、淤积性皮炎、静脉曲张性溃疡或腿部裂口疮)被认为是由于静脉瓣功能不全时发生的伤口，通常在腿部(下肢溃疡)。静脉性溃疡是慢性伤口的主要原因。典型的静脉性溃疡发生于小腿，静脉淤滞是由于下肢静脉瓣系统的损害造成的，极端病例会发生静脉内压力高于动脉内压力，这种压力导致炎性介质渗出至下肢皮下组织，随后发生包括皮肤在内的组织崩溃而发生溃疡。如果潜在的静脉性疾病未得到正确处理，可导致溃疡迁延不愈。

·下肢静脉曲张就是脉管炎吗?·

在人们的印象中，脉管炎非常可怕，常被认为是截肢的代名词。有的广告宣传将下肢静脉曲张和脉管炎混为一谈，或有意无意地将两种疾病混在一起，误导人们去购买某些产品。实际上，脉管炎是血栓闭塞性脉管炎的简称，是一种累及四肢血管的炎症性、节段性、周期性发作的慢性闭塞性疾病，主要侵犯四肢中、小动静脉，以下肢动脉为主，好发于青壮年男性。肢体疼痛、怕冷和发凉是血栓闭塞性脉管炎的主要症状。而下肢静脉曲张属于静脉性疾病，是一种血液倒流性疾病。因此，可以说脉管炎与静脉曲张毫无关系，是两种不同的疾病。

· 下肢静脉曲张的原因有哪些? ·

下肢静脉曲张的原因主要有：① 家族史；② 长时间站立工作；③ 体型高大，肥胖；④ 妊娠，妇女妊娠后由于增大的子宫压迫髂血管，阻碍下肢血液回流是发生静脉曲张的重要因素；⑤ 腹压增高，如前列腺增生、便秘、长期慢性咳嗽等；⑥ 坐位工作，坐着时下肢静脉弯曲不便于回流，加之无小腿肌肉泵的收缩，导致血液瘀滞。

· 单纯性下肢静脉曲张是如何形成的? ·

单纯性下肢静脉曲张的病因：① 先天性静脉壁薄弱；② 静脉瓣膜功能不全，静脉瓣膜关闭不全→静脉血反流→淤积→脚肿→色素沉着→局部营养障碍→溃疡形成。

· 下肢静脉曲张的发病是否与季节有关? ·

下肢静脉曲张是一种慢性进展性疾病，是一种不能自愈并逐渐加重的下肢血管性疾病，而且加重速度越来越快；下肢活动量越大，病情加重越快；站立时间越长，病情加重越快；在病情进展的过程中，可能出现如血栓性静脉炎、淤积性皮炎、皮肤炎症性色素沉着以致老烂腿等并发症，所以此病与季节无明显关系。但是静脉曲张患者的症状会随季节的不同而变化。尤其伴有腰椎病变和肢体缺血性病变的患者，秋季和冬季患肢有怕冷和酸胀沉重不适的感觉。

·下肢静脉曲张的发病是否与年龄、性别有关？·

一般说，中老年人患下肢静脉曲张的较多，如果青年时就发病，则可能有家族史或有静脉曲张的易发因素。下肢静脉瓣膜关闭不全是发生静脉曲张的主要原因。中老年人患者随着年龄增长，肌肉松弛，收缩力度减弱，加之老年静脉壁及瓣膜退行性变，最终静脉血液回流不畅，瓣膜功能不全，血液倒流，而发生下肢静脉曲张。

静脉曲张以女性多见，可能是由于妊娠能诱发或加重静脉曲张，妊娠期易发生静脉曲张的另一个原因是妊娠期四肢浅静脉的张力降低，使其易于扩张，这种情况在产后可恢复。但在没有妊娠的女性，其发病率也比男性高，其原因可能是女性骨盆较宽大，血管结构过度弯曲及月经期、妊娠期和绝经期时均可使骨盆内的静脉增加充血。

·下肢静脉曲张的发病是否与遗传有关？·

下肢静脉曲张的发生和遗传有一定的关系，静脉曲张的发生有一定的遗传率，但是遗传的可能性并不是很大，静脉曲张的发生很多是和后天的不良生活习惯有重要关系的，因此患者可不必过于担心。如果家族中有静脉曲张的患者，在日常的生活中要多加注意，避免久坐久站，避免穿过于紧身的衣服，养成良好的饮食习惯，注意劳逸结合，经常活动下肢，养成一个良好的生活习惯，积极地避免静脉曲张的发生。

·下肢静脉曲张有哪些临床表现？·

第一章经典病例中的患者朱女士，3年前自觉劳累后出现下肢发胀灼热感，伴有轻度皮肤瘙痒。2周前在无明显诱因下出现左小腿内侧溃烂，医生进行体格检查时发现朱女士创周皮肤红肿，皮温灼热，伴有压痛，可见散在多处浅溃、痂皮，部分区域皮肤糜烂。双下肢可见浅静脉曲张呈蚯蚓状。双足趾糜烂。那么，这些是下肢静脉曲张的所有表现吗？下肢静脉曲张的临床表现有哪些呢？

1. 早期表现　① 长时间站立后，腿酸胀不适，容易疲劳、乏力；

② 一般来说早晨起床时症状较轻，工作忙碌一天后，晚上症状加重；③ 有的患者在足踝（也就是我们常说的脚脖）内侧会有麻木和轻度的疼痛感；④ 双小腿有类似蚯蚓状蓝色的曲张静脉团块。

由于人们普遍保健意识不强，到医院就诊时静脉曲张常常已经属于中晚期。

2. 晚期表现　① 双腿长时间站立后酸胀很重甚至影响工作；② 双小腿布满曲张静脉团；③ 出现足踝的湿疹、溃疡，由于静脉曲张发展到中晚期出现足踝部的溃疡——俗称“老烂脚”。

· 下肢静脉曲张有哪些急症，该如何处理？ ·

下肢静脉曲张的急症包括以下几个方面。

1. 出血　当静脉团块张力高到一定程度时，一旦有皮肤外伤甚至在没有外伤的情况下，静脉团块会突然破裂出血，最初出血呈喷射状，随着静脉压力的减低，出血势头减缓，此时需紧急压迫止血，及时到医院抢救治疗，以免发生休克。

2. 急性血栓性浅静脉炎　患肢突然发生大范围的血栓性浅静脉炎，沿肢体浅静脉走行突发红肿、热痛的硬结节或索条状物，疼痛明显或伴有发热。

3. 下肢深静脉血栓形成　由于血栓性浅静脉炎通过交通支静脉蔓延至深静脉，肢体突发肿胀、疼痛，皮色红，需要患肢制动，卧床休息。

4. 肺栓塞　下肢静脉曲张并发下肢深静脉血栓形成，当栓子脱落随着血液回流导致肺栓塞时，患者出现胸痛、胸闷、咯血、咳嗽等症状，严重者发生休克。发生以上情况时，均应及时到医院治疗，以防延误病情。

· 可能引起下肢静脉曲张的疾病有哪些？ ·

可能引起下肢静脉曲张的疾病主要有以下几种。

1. 原发性下肢深静脉瓣膜功能不全　造成血液逆流，产生静脉淤血和高压。患者表现出严重的临床症状，即下肢的肿胀和胀破性疼痛，站立时可出现下肢皮肤发红或发绀。病变后期，足靴区交通静脉瓣膜遭到破坏，迅速发生皮肤营养性变化，脱屑、萎缩、色素沉着及湿疹和溃疡形成。

2. 下肢深静脉血栓后遗症　患者出现肢体均匀一致性肿胀，此时下肢深静脉被血栓阻塞，形成回流障碍，此后血栓机化后再通，静脉瓣膜遭破坏，血液反流；表现为下肢浅静脉曲张，下肢水肿，有肢体沉重发胀或酸痛感及营养性变化。

3. 动静脉瘘　多发生在外伤后，偶尔有先天者；在动静脉瘘部位可扪及震颤及听到连续性血管杂音；抬高肢体时，下肢曲张静脉内血液不易排空。

4. 先天性静脉畸形骨肥大综合征　本病为先天性血管畸形，静脉曲张较广泛，患肢常较健侧增粗增长。

5. 布–加综合征　为肝静脉流出道障碍而引起肝后性门脉高压症，常有背部、腰部及双侧下肢静脉曲张。

·哪些人群更易患下肢静脉曲张？·

在日常生活中，有8类人群遭遇静脉曲张困扰的可能性最大。

1. 长时间静坐者　IT人士、白领、公务员等办公室工作人员长时间静坐：因肌肉疲劳和地心引力的原因，致使腿部血液回流不畅，血液黏度增加导致下肢静脉疾病。

2. 肥胖人群　由于血液内胆固醇和血脂高，血液黏度增加，加之体重过高使静脉血难以回流心脏，导致下肢静脉疾病。

3. 经常出差，乘坐飞机、长途车的人群、空姐　通常所说的经济舱综合征，由于高空失重，造成腿部血液回流不畅，导致下肢静脉疾病，严重时易发生肺栓塞。

4. 从事经常站立工作的人　教师、售货员、礼仪小姐、交警、导购、美容师、医生、护士及其他需要长久站立的工作人员，由于重力作用，使血液压力较大地作用于静脉瓣，长此以往，使静脉瓣功能受损，血液不能正常回流而发病。

5. 已患下肢静脉疾病的人群　由于静脉已经处于疾病状态，必须通过治疗才能改善，否则病情会继续发展。

6. 妊娠妇女、长期服用避孕药的人群　妊娠时体内荷尔蒙改变，血液量增长20%以上；胎儿和增大的子宫压迫盆腔静脉和髂静脉，妊娠期体重增加，腿部静脉压增大，造成血液回流不畅，导致下肢静脉疾病。同时，妊娠期盆腔内血流量增加，影响下肢血液回流，亦为发病因素之一。

7. 老年人及先天性静脉壁软弱者　老年人静脉壁开始退化，瓣膜功能亦减弱；先天性静脉壁软弱者，静脉缺乏弹性，易于松弛，静脉内压增大时，管腔扩张，引起静脉瓣闭锁不全。

8. 下肢深静脉血栓高发人群　大手术后患者、恶性肿瘤患者、偏瘫患者、妊娠晚期的妇女和产妇、下肢骨折的患者、严重感染的患者、老年人等。

· 为何下肢静脉曲张以小腿多见？ ·

由于小腿皮下组织少，血管周围支撑物少，浅静脉依托无力；更重要的是因人们直立位时，腿部浅静脉内的压力比股部高，所以下肢静脉曲张更容易发生在小腿部的浅静脉。

· 为什么浅表静脉扩张最多见？ ·

下肢静脉分为深静脉和浅静脉，深静脉被肌肉包绕，并与之共同组成肌肉泵，发挥第二心脏的功能。浅静脉位于皮肤下，浅层脂肪内，脂肪组织无法提供足够的外力支持，所以在同样的静脉压力下，浅层静脉更容易出现扩张迂曲，表现在外表就是迂曲扩张的发青血管。

· 下肢静脉曲张患者的肢体有哪些临床表现？ ·

下肢静脉曲张初期可无明显症状，随着病情的加重，患肢多有沉重、酸胀感或胀痛，易疲劳。多发生于长时间行走或长时间站立时，平卧抬高肢体后，酸胀感迅速消失。一般早晨起床后症状轻，下午或晚上症状重。

· 下肢静脉曲张患者为何抬高肢体时曲张的静脉就不见了？ ·

下肢静脉曲张肢体下垂时，曲张浅静脉内静脉血液充盈，所以静脉曲张尤为明显。而当平卧位或抬高肢体后，静脉血充分回流，静脉萎瘪，所以曲张的静脉就看不见了。

· 下肢静脉曲张患者为何下午患肢沉重、酸胀？ ·

从早晨起床后，人体处于站立姿势或行走。初起站立时静脉功能尚能代偿，症状不明显。而到下午时，由于长时间站立或行走，静脉功能失代偿。静脉血回流不畅，静脉淤血，静脉压力进一步增高，静脉壁通透性增强，血管中一些酸性代谢产物刺激肌肉，产生患肢酸胀感或胀痛感觉。下肢静脉曲张患者下午腿易肿胀，这与所处的体位有关。静脉曲张伴有瓣膜功能不全的患者，由于白天肢体处于下垂位，肢体静脉远端的压力持久性增高，最终导致毛细血管压力增高，从而毛细血管的通透性增加，大量液体渗出，形成皮下水肿。

· 下肢静脉曲张患者为何长时间站立时下肢酸胀？ ·

下肢静脉曲张患者长时间站立时，肌肉处于松弛状态，不能发挥“肌泵”的作用。因而静脉血液回流不畅，静脉淤血，静脉压力进一步增高，静脉壁通透性增强，血管中一些酸性代谢产物刺激肌肉产生患肢酸胀感或胀痛感觉。

· 下肢静脉曲张患者曲张的静脉为何有粗有细？ ·

曲张静脉的粗细与曲张静脉壁的病理变化相关。静脉曲张末期，随着静脉内压力的不断增高和血液回流进一步减慢，静脉壁发生退行性改变。静脉内膜平滑肌细胞呈增生改变，中膜平滑肌细胞呈肥大、融合及萎缩等不同改变。胶原纤维增生，粗细不均、排列紊乱、弹性纤维崩解、曲张管壁厚薄不一等，静脉张力消失，呈严重曲张，管腔呈蚯蚓状或串珠样甚至呈瘤样改变。

·下肢静脉曲张患者的肢体会肿胀吗？·

原发性下肢静脉曲张一般无肢体肿胀。当伴有交通支静脉瓣膜功能不全或深静脉瓣膜功能不全时，足踝部及小腿可出现不同程度的肿胀。深静脉瓣膜功能越差，患肢肿胀越明显。例如，淋巴管受累，同样并发淋巴水肿，则患肢肿胀更为明显。

·下肢静脉曲张患者的腿为何晚上会抽筋？·

下肢静脉曲张患者晚上休息后肢体处于平卧位，肌肉呈松弛状态，血液循环减慢，静脉血液瘀滞，二氧化碳和酸性代谢产物堆积，可引起肌肉痉挛，俗称“抽筋”。所以，下肢静脉曲张患者夜间休息时，最好要抬高患肢，以促进静脉血回流，减轻静脉血液瘀滞。

·下肢静脉曲张患者为何下肢皮肤会变黑褐色？·

朱女士10年前出现下肢静脉曲张，5年前出现下肢皮肤色素沉着。

下肢静脉曲张患者下肢皮肤变黑褐色主要表现在小腿足靴区。这是因为静脉曲张患者该部位的静脉压力最高，长期的静脉高压除了导致浅静脉迂曲扩张之外，局部皮肤的微循环也发生障碍，引起毛细血管扩张和毛细血管周围炎及通透性增加，血管内的红细胞等成分渗出到组织间隙，红细胞中的血红蛋白逐渐代谢为含铁血黄素沉积于皮肤中，就会使皮肤出现黑褐色样的色素沉着。一般来说，我们也可以通过下肢皮肤发黑的程度来判断下肢静脉功能不全的程度，特别是与小腿交通支静脉病变的发展程度有关。交通支静脉指的是沟通浅静脉和深静脉之间的“桥梁”静脉。如果进行大隐静脉手术的同时行交通支静脉结扎、深静脉的瓣膜修复手术，下肢皮肤发黑程度一般可以得到改善，逐渐变浅，痊愈。

·下肢静脉曲张小腿晚上也疼痛吗?·

下肢静脉曲张由于静脉淤血,酸性代谢产物刺激,可有肌肉的酸胀疼痛,此种症状以长时间站立或行走后加重,休息抬高患肢后即可减轻或消失。晚上疼痛的症状也随之消失。若晚上休息时患肢疼痛,一般不是由下肢静脉曲张造成的,应考虑其他疾病,如肢体动脉硬化闭塞症、腰椎病、骨质疏松等病变。

·下肢静脉曲张患者患肢有毛细血管扩张和“青筋”的表现吗?·

毛细血管扩张是静脉曲张的一种表现,是持久性扩张的真皮内小静脉,呈红色,内径<1 mm,呈线状或丝状,因而又称为“蜘蛛状静脉”“丝线状静脉”。

网状静脉也是静脉曲张的一种表现,是持久性扩张的真皮内小静脉,呈蓝色,内径>1 mm,但<3 mm。通常呈扭曲状,不同于正常皮内小静脉,因而又称为“青筋”“皮内静脉曲张”。

·为什么静脉曲张会导致皮肤瘙痒?·

朱女士有下肢静脉曲张病史10年,3年前下肢开始出现皮肤瘙痒,那么下肢静脉曲张与皮肤瘙痒有关系吗?

下肢静脉曲张是由静脉瓣膜破坏、血液倒流所致。静脉血长期倒流产生的高压,使得大分子物质、红细胞和代谢产物外渗到真皮组织间隙,造成继发的炎症反应,也称为静脉淤积性皮炎。

静脉淤积性皮炎表现为伴随下肢静脉曲张的皮肤红斑、脱屑、瘙痒、皮肤颜色加深、皮肤增厚、肿胀、硬结、萎缩,又称为脂性硬皮病。“冰冻三尺,非一日之寒”,严重的皮炎,不是一天两天就会形成的,而是早期轻微的静脉曲张未得到有效治疗,病程拖延所致。

·下肢静脉曲张发生血栓性浅静脉炎有哪些临床表现和特征?·

下肢静脉曲张极易发生血栓性浅静脉炎,受病变累及的都是中小浅静脉,管腔内虽有血栓形成和堵塞,但也不会引起静脉血液障碍，整个肢体肿胀少见。临床表现是在肢体或躯干浅静脉附近的一个区域内，骤然出现多数散在红色结节，有疼痛和触痛并与周围有炎症的皮肤粘在一起，病变呈线状、较短，有病变的静脉段偶尔可长达30 cm左右，病变静脉触之坚硬似索状物，可分批出现，有些部位病变刚出现而其他部位则已消退。特征是结节消退快，大多数仅持续7～18天，索状物逐渐不明显，最终消失，留下局部棕色色素沉着，结节无化脓、坏死，受累肢体也无水肿形成。每次结节消退后间歇数周或数年，身体其他部位的浅静脉又可同样发作，屡次反复。长期患病后，遗留的色素沉着和索状物可布满全身。

·下肢静脉曲张对人体有什么危害?·

下肢静脉曲张，特别是伴有下肢静脉瓣膜功能不全的患者，早期出现下肢肿胀、酸痛、乏力的症状，影响正常的工作和生活，而下肢呈蚯蚓状的突出血管，也严重影响了下肢的美观；发展到中晚期，则出现小腿皮肤溃疡、渗液、出血、感染，严重影响患者的生活质量。

1. 血栓性浅静脉炎　下肢曲张静脉内血流缓慢，容易引起血栓，并可伴有感染性静脉炎及曲张静脉周围炎，出现红肿疼痛，炎症消退后，常遗有局部硬结与皮肤粘连。可用抗生素及局部热敷治疗，症状减轻后，施行静脉曲张的手术治疗。

2. 溃疡形成　踝上足靴区是静脉压力最高的部位，又有恒定的交通静脉，一旦瓣膜功能损害，发生营养性改变，易在皮肤损伤破溃后引起经久不愈的溃疡，大都并发感染，愈合后常复发。处理方法：创面湿敷，抬高患肢以利回流，周围炎症减轻后应做手术治疗，术后创面可以很快愈合。

3. 静脉破裂出血　其大多发生于曲张静脉瘤样变处。表现为皮下淤血，或皮肤破溃时外出血，静脉压力高而出血速度快。采用抬高患肢和局部加压包扎，一般均能止血，必要时可以缝扎止血，以后再做手术治疗。

4. 皮肤湿疹样改变　下肢静脉曲张病变后期小腿下部有皮肤脱屑、瘙痒、色素沉着、湿疹等改变，影响生活质量。

5. 深静脉血栓形成　下肢静脉曲张为深静脉血栓形成的独立危险因素，如肢体出现水肿，晨起时也不能消退，伴有肢体胀痛不适等，警惕是否已经有深静脉血栓形成，应制动，并立即到医院行静脉彩超检查。如诊治不及时可能发生肺动脉血栓栓塞，严重者可能发生猝死。

尽管下肢静脉曲张有以上危害，但只要通过及时有效的治疗，患者都可以在最短时间内恢复健康，平时注意合理养护，便能有效防止复发。

· 下肢静脉曲张会有生命危险吗？·

绝大多数静脉曲张无生命危险。极少数情况下，如血栓形成蔓延到深静脉导致肺栓塞，或曲张静脉破裂大出血（压力高，无痛难以察觉）等可致命。

· 下肢静脉曲张会引起下肢深静脉血栓吗？·

下肢静脉曲张常会并发血栓性浅静脉炎，由于浅静脉炎最终汇入深静脉或通过交通支静脉与深静脉相连，血栓很容易沿大隐静脉或小隐静脉蔓延至深静脉形成血栓；也有可能沿交通支静脉进入深静脉，从而引发下肢深静脉血栓形成。

· 下肢静脉曲张会引起肺栓塞吗？·

下肢静脉曲张不会直接引起肺栓塞。但下肢静脉曲张能够引发下肢深静脉血栓形成。下肢深静脉血栓形成后，若栓子脱落，即有可能发生肺栓塞。据统计肺栓塞患者中有90%患者属于下肢静脉系统血栓和盆腔静脉血栓。

· 运动会加重下肢静脉曲张吗？·

下肢血液逆重力通过静脉回流到心脏，需要静脉瓣膜和小腿肌肉的帮助。简单讲，小腿是个压力泵：肌肉收缩时，产生的高压驱使静脉血向心脏回流；而静脉瓣膜如同一个阀门，保证血流由下往上单向流动。那么，如果由于各种原因，静脉瓣膜损伤，下肢静脉血就发生倒流，产生静脉曲张。

人体在运动时，如慢跑、快走、游泳、适当的球类运动，小腿肌肉收缩，有利于下肢静脉的回流，减轻静脉曲张的症状。当然，也不是什么运动都适合，如近年来深受大家欢迎的负重肌肉训练，就不适合已经患有静脉曲张的人群。负重时，由于腹腔压力增大，加重了下肢静脉瓣膜的负担，加速瓣膜的破坏，可能会加重静脉曲张。因此，慢跑、快走、游泳、适当的球类运动，有利于预防静脉曲张，并且缓解静脉曲张带来的症状，而负重训练反而加速静脉曲张的发生。

当然，如果已经发生瓣膜破坏、下肢静脉曲张，就无法逆转了，需要求助专业的血管外科医生，通过手术解除疾病的困扰。

二、下肢静脉曲张的检查与诊断

· 下肢静脉曲张要做哪些检查？·

规范的检查应该包括医生的专科体检和必要的静脉超声检查。

静脉超声检查的作用包括：① 了解深静脉的通畅情况，如果深静脉不通畅，则无法进行手术治疗。② 了解导致静脉曲张的原因。③ 避免遗漏病变。交通静脉和小隐静脉病变往往在外表上不明显，必须要超声检查，否则容易导致术后复发。④ 通过超声定位可以清楚地了解血流方向和病变的分布情况，有效地减少盲目切口。切口少则疼痛轻、感染率低，而且比较美观。

· 如何通过静脉超声检查评估疾病严重程度？ ·

对于有典型下肢静脉功能不全症状的患者，超声可监测到静脉的直径增宽，血流速度减慢，静脉瓣膜不能汇合于中线，深吸气甚至平静呼吸时可见瓣膜处血流持续一定时间的倒流。但评估疾病的严重程度是通过以下指标来进行的：① 反流持续时间；② 反流节段数和总反流时间；③ 反流指数；④ 下肢静脉内径及平均流速。股静脉第一瓣膜处反流时间一般参照标准以0.5秒为生理性反流时间，多数学者认为深静脉功能不全的程度越重，则反流时间越长，如果大于0.5秒会产生功能不全的症状。

· 下肢静脉曲张患者门诊检查为何要选择立位？ ·

下肢静脉曲张患者门诊检查选择立位的原因：由于立位检查最接近于生理状态，尤其是对于下肢浅表静脉的检查。尽管平卧位患者容易配合，但往往静脉排空，容易遗漏病变。而立位可轻而易举地发现浅表的扩张静脉，专业外科医生亲自操作更可以有效地对疾病的根源做出判断，了解详细的血流方向和病变分布情况，进行精准的切口设计，减少盲目切口，切口少，术后疼痛就轻，切口感染机会少，精准的切口设计对降低复发率也会有极大地帮助。

· 诊断下肢静脉曲张的注意事项有哪些？ ·

一般诊断下肢静脉曲张有以下几点需要注意。

（1）有长期站立和使腹压升高病史，或静脉曲张的家族史。

（2）患者下肢静脉明显迂曲扩张，站立时更为明显。

（3）深静脉通畅，大隐静脉瓣膜功能不全，可能有交通支静脉瓣膜功能不全。

（4）超声多普勒或静脉造影示大隐静脉迂曲扩张，瓣膜功能不全。

（5）可伴有色素沉着、溃疡、血栓性浅静脉炎、出血、溃疡等并发症。

· 下肢静脉曲张的疾病严重程度如何分级？ ·

下肢静脉曲张的疾病严重程度分级见表2-1。

表2-1　下肢静脉曲张的疾病严重程度分级

分级	表现
0级	浅静脉曲张，无静脉疾病体征，仅有疼痛、肿胀、沉重感
1级	会出现毛细血管扩张或网状静脉
2级	出现浅静脉曲张
3级	出现静脉性水肿
4级	出现皮肤营养性改变（色素沉着、湿疹等）
5级	出现皮肤改变；已愈合的溃疡
6级	出现皮肤改变+活动溃疡。患者往往感觉不适的症状包括：局部瘙痒、色素沉着、感觉脚重、不能久站，严重者会出现溃疡、皮肤变黑、烂脚等

·如何判断下肢静脉曲张是否发生血栓？·

血栓是下肢静脉曲张的急性并发症之一，表现为曲张静脉位置发生红肿、疼痛、硬块。与一般的浅静脉炎不同的是，静脉曲张患者往往有交通静脉扩张，少数患者的血栓可能通过交通静脉进入深静脉，有引发肺栓塞的生命危险。

·如何判断下肢静脉曲张的轻重？·

下肢静脉曲张的轻重首先可通过症状判断，轻度静脉曲张患者没有自觉症状，随着静脉曲张程度的加重，逐渐出现下肢酸胀、沉重，伴有小腿及足踝水肿，休息或抬高患肢后症状减轻。其次通过体征，即表浅静脉血管曲张的程度来判断。最初曲张的浅表静脉张力增高，可以摸到静脉压力升高，硬度增加，但从表面上看浅静脉并没有明显改变。之后静脉变粗、扭曲、凸起，变得显而易见。如果病情继续发展，小腿处皮肤可以出现萎缩、脱屑、瘙痒、色素沉着、皮肤和皮下组织硬结、湿疹、溃疡，曲张的静脉处还可伴有瘙痒、胀痛、乏力、灼热感。

· 下肢静脉曲张有哪些并发症? ·

朱女士3年前自觉劳累后出现下肢发胀灼热感，伴有轻度皮肤瘙痒。2周前无明显诱因下出现左小腿内侧溃烂，医生进行体格检查时发现朱女士创周皮肤红肿，皮温灼热，伴有压痛，可见散在多处浅溃、痂皮，部分区域皮肤糜烂。双下肢可见浅静脉曲张呈蚯蚓状。双足趾糜烂。那么下肢静脉曲张有哪些并发症呢?

下肢静脉曲张早期除了外观上的青筋突出，一般没有症状。但是随着病情的进展(一般要经过数年至十年)，其危害渐渐显现。

1. 水肿　由于静脉出现反流，患者常呈现晨轻晚重的患肢水肿。

2. 皮肤色素沉着　长期的静脉高压导致小腿部位毛细血管通透性增加，红细胞渗出后破裂，铁红素在皮下沉积，使得皮肤变黑，从点状到片状发展。

3. 出血　曲张静脉所经过区域的皮肤由于营养不足，因此十分脆弱。一旦不小心，就很容易导致曲张静脉的破裂从而引起大出血。由于出血时往往不伴其他症状，患者常常没有察觉，如果发生在夜间睡觉时，将会导致十分严重的后果。

4. 溃疡　静脉曲张最常见的后果是静脉曲张引起皮肤营养改变导致溃疡的发生，这种溃疡可以经久不愈，局部恶臭流脓，会给日常生活带来严重的影响。

5. 静脉血栓形成　部分患者可以在曲张的浅静脉内形成血栓，表现为局部红肿痛，硬块形成，疼痛影响行走。如果不及时治疗，血栓有可能向上或通过交通静脉蔓延到深静脉，造成深静脉血栓，有危及生命的风险。

三、下肢静脉曲张的治疗

· 下肢静脉曲张是不是应及早进行治疗? ·

朱女士3年前自觉劳累后出现下肢发胀灼热感，伴有轻度皮肤瘙痒。2周前无明显诱因下出现左小腿内侧溃烂，医生进行体格检查时发现朱女士创周皮肤红肿，皮温灼热，伴有压痛，可见散在多处浅溃、痂皮，部分区域皮肤糜烂。双下肢可见浅静脉曲张呈蚯蚓状。双足趾糜烂。那么下肢静脉曲张是不是应该及时治疗呢？

患了下肢静脉曲张不可忽视。患者会出现患肢酸痛、沉重、胀痛、疲劳、乏力、静脉隆起、扩张，甚至迂曲成团块状。随着病情加重，在足踝、足背可出现轻微的水肿，同时并发皮肤变薄、脱屑、萎缩、瘙痒、色素沉着等症状。严重者患肢可发生静脉破裂出血、血栓性浅静脉炎、湿疹样皮炎、皮肤溃烂，最终形成小腿溃疡，也就是俗称的“老烂腿”等并发症。因此，下肢静脉曲张绝不能小视，一定要尽早实施正确的治疗措施，才能阻止疾病的恶化。

· 下肢静脉曲张有哪些治疗方法？ ·

下肢静脉曲张的治疗方法包括物理治疗、药物治疗及手术治疗。可根据疾病所处的阶段选择不同的治疗方法。

1. 物理治疗　物理治疗也是下肢静脉疾病最基本、最有效的治疗方法。具体的方法包括：抬高下肢、弹力绷带包扎、穿静脉曲张袜和气囊脉动挤压泵等。

（1）抬高下肢：简单易行，效果确实，是所有下肢静脉疾病最基础的治疗方法，适用于所有下肢静脉疾病患者，正常人也可作为保养和预防静脉疾病的方法。不过有效的抬腿方法应该是平卧后抬高下肢，确保下肢高过心脏才能起到依靠重力作用促进静脉血液回流的效果。一般如果病情比较严重时（如合并溃疡、血栓性静脉炎、丹毒或肿胀比较严重时）可卧床休息几天，平时可根据条件和病情严重程度每间隔1至数小时抬一次腿，每次抬腿数分钟即可。

（2）弹力绷带包扎：可促进静脉回流，此法历史悠久、疗效确实，历来行军作战、长途跋涉均会采用这种方法。不过随着专业的医用静脉曲张袜广泛应用，弹力绷带的使用越来越少了。与静脉曲张袜相比，弹力绷带的缺点是使用不方便、不美观，而且松紧不易控制，压力不均匀，容易产生勒痕，目前仅在静脉曲张术后早期应用。老年人穿静脉曲张袜有困难，或者下肢腿型很粗，配不到合适尺寸静脉曲张袜者也可选择弹力绷带。弹力绷带最好在专业医生指导下绑，以免压坏皮肤。

（3）穿静脉曲张袜：是近几十年来下肢静脉疾病预防和治疗方面最大的进展之一，其基本原理和弹力绷带一样，都是通过挤压作用促进静脉血液回流，防止血液瘀滞在下肢静脉内。与弹力绷带相比，其优点是使用方便、美观，另外医用静脉曲张袜的压力自上而下逐渐升高，形成梯度，更加有利于促进静脉回流。静脉曲张袜的主要缺点是价格仍然偏高，一般治疗型静脉曲张袜多在300元以上。目前市场上也有不少较便宜的静脉曲张袜，但其压力往往不符合要求，而且不用多久容易松弛而起不到效果，从性价比看专业医用静脉曲张袜还是偏高。注意避免使用仅能裹紧小腿肚的弹力套来治疗静脉疾病，它可加重踝部静脉淤血而更容易形成溃疡。

（4）气囊脉动挤压泵：是一种可以按照设定频率自动充放气的气囊式裤腿，通过循环充放气，起到主动挤压下肢肌肉，高效促进静脉回流的作用，可用于难治的淤血性溃疡辅助治疗。

2. 药物治疗　药物治疗的基本原理是增强静脉张力、改善静脉通透性、减少渗出。药物作用可以明显缓解静脉淤血引起的症状，可在一定程度上预防并发症，但是并不能改善静脉淤血本身。虽然药物治疗是静脉曲张辅助治疗方法，但并不能期望服用药物治疗使静脉曲张消失。然而对于已有并发症的患者（如肿胀、色素、皮炎、血栓性静脉炎和溃疡），药物仍然是十分重要的方法之一。目前常用的口服药包括迈之灵、地奥司明、草木犀流浸液片等，外用药有喜辽妥、七叶皂苷凝胶等。

3. 手术治疗　静脉曲张手术的基本原理是去除或者闭合病变的静脉，因为这些静脉内瓣膜已经破坏，血液倒流，不仅起不到正常回流血液的作用，反而使通过正常静脉回流的血液再次通过这些病变静脉倒流回流，局部形成死循环。手术治疗的经典方法是大隐静脉高位结扎（该处为最主要的反流点）主干抽剥加曲张分支静脉剥脱。近年来，出现了不少新方法，包括激光、射频、微波和硬化闭合等，其基本原理是将原本需要手术剥除的静脉通过物理热力（激光、射频、微波）或化学（硬化）的方法，使其闭合，达到阻断静脉倒流和死循环的目的。

（1）静脉高位结扎+抽剥术：基本的过程在大腿根部做一小切口，行大隐静脉高位结扎（该处为最主要的反流点），再将大隐静脉主干和曲张分支静脉剥脱。该手术经过百余年的临床检验，疗效安全可靠。近年来随着手术技巧的提高和微创技术的应用，在一些静脉疾病专业治疗单位，手术切口可以做得很小（腹股沟区约2 cm，其余部位约3 mm），恢复很快，术后住院时间已由原来的一周左右缩短到一天左右。技术的改进也使该手术的并发症率几乎降到零，而且费用较低，在发达国家该方法也仍然是静脉曲张最常用的方法。

（2）静脉闭合术（激光、射频、微波）：近年来，出现了不少微创闭合方法，如激光、射频、微波等，其基本原理是将原本通过手术抽剥的大隐静脉主干改用物理热力的方法使其闭合，达到阻断静脉倒流和死循环的目的。部分曲张的分支静脉也可通过激光闭合，但多数分支静脉仍然需要手术剥脱。这类方法的优点是创伤相对较小，切口更小更少，术后美容效果更佳，术后恢复更快。缺点是因为病变的静脉仍然留在原位，有一定的复发可能。另外这类方法的本质是人工诱发静脉炎，部分患者术后可有较长时间局部疼痛不适和色素沉积。另外，激光或射频闭合还有一定的神经和皮肤“烫伤”的概率。微创闭合方法相对费用较高，主要适用于病变较轻而且对美容要求特别高的病例。

（3）硬化闭合术：硬化闭合术是通过向病变静脉内注入药物破坏静脉内膜使其闭合，达到阻止静脉反流的目的（即广告上经常提到的不开刀打一针治疗静脉曲张）。其原理和激光、射频闭合是一样的。硬化闭合术已有数十年的历史了，但是在国内大医院以往并未广泛开展，原因是以往国内常用的硬化剂鱼油酸钠有较强的腐蚀性，容易引起皮肤疼痛、坏死等并发症。另外以往行硬化治疗只针对曲张的分支静脉而不处理大隐静脉主干，没有将根部病因去除，因此有较高的复发率。

近年来国内已经引进和生产了作用较为温和的新型硬化剂聚桂

醇，该药历史上曾经作为局麻药物使用，注射后很少引起疼痛，极少引起皮肤损伤，使用安全。硬化剂注射如果配合大隐静脉高位结扎和主干的硬化闭塞，可以达到与传统手术相类似的效果，复发率也比单纯处理曲张分支低得多，而且即使复发也可通过简单的补充注射解决。其缺点是静脉术后如果压迫不好，容易发生静脉炎，因此对于曲张很严重的病例不建议使用该方法。硬化闭合术的优点是创伤小，腿部可见的部位没有切口（仅可能有腹股沟一个小切口），不需要半身麻醉，术后当天就可正常生活。对于不是特别严重的病例是一种不错的选择。另外对于程度很轻的静脉曲张，硬化剂注射是解决美容问题的唯一办法。

· 中晚期下肢静脉曲张一定要手术吗？·

中晚期下肢静脉曲张不一定要手术，也可以保守治疗。主要方法包括：① 口服药物治疗；② 积极换药、避免磕碰，促进溃疡愈合；③ 穿医用静脉曲张袜，降低静脉压力，促进血液回流。上述保守治疗能够改善症状，延缓病情发展，但是只能达到短期疗效。可以说，中晚期下肢静脉曲张，曲张的静脉已经发生了无法扭转的改变，任何保守治疗的方法都不能从根本上解决问题。所以选择手术来彻底去除病变的静脉，是一种积极的治疗手段。手术方法很多，传统的高位结扎、主干剥脱术历史悠久，疗效确实肯定；激光腔内治疗和硬化剂治疗都是近年来兴起的微创技术，其优点是创伤小、恢复快。总的看来，每一种治疗方法都有其自身特点，需要由医生来仔细评估选择，没有哪一种方法可以适用于所有的患者。

· 下肢静脉曲张手术后何时可以活动？·

目前能根治静脉曲张的方法就是手术治疗，其余的非手术疗法都达不到根治的效果。很多患者担心术后要长期卧床，会影响正常的生活及工作，所以对于静脉曲张手术治疗后，多长时间才可以活动很是关心。

下肢静脉曲张以往做传统手术后一般需要卧床3～7天，以免下床活动后患肢疼痛。但是，长时间卧床却可能引起某些并发症，特别是老年人容易引起肺炎和下肢深静脉血栓形成等。因为手术治疗后，患者需要仰卧，抬高患肢。卧床时，血液循环减慢、呼吸次数减少、呼吸道内的纤毛运动也减弱，使呼吸道内的分泌物不容易排出，进而引起肺部的炎症。由于血液循环减慢，静脉的血液流动速度则更慢，就容易导致血栓形成，血栓形成最常见于下肢深静脉。

下肢深静脉血栓形成比下肢静脉曲张对人的危害更大。因此，下肢静脉曲张手术后应尽早下床活动。通常下肢静脉曲张手术都在连续硬膜外麻醉（一种椎管内麻醉）下完成，麻醉要求手术后卧床4～6小时。下肢静脉曲张手术后的活动时间也就可以早到手术后返回病房6小时后就可以开始活动。

开始活动后，手术切口会有些疼痛，可向医护人员反映，得到相关帮助以减轻疼痛。早期开始活动，不等于不停地、长时间地运动，只是适当地进行力所能及的活动，如绕病床走一走、在椎子上坐一会儿等，足以预防某些并发症。活动后，仍需卧床，抬高患肢。在床上，还可以活动踝关节（脚脖子）和膝关节，或将下肢肌肉绷紧再放松等，都是一种活动。

· 下肢静脉曲张手术后需注意哪些事项？ ·

（1）术后卧床、垫高患肢。

（2）注意活动双足，预防深静脉血栓形成。

（3）术后6小时左右下床，促进术后恢复。

（4）一般来说，术后当日或次日即可正常饮食。

（5）出院后继续穿医用静脉曲张袜，推荐穿3个月，减少术后再发。

· 下肢静脉曲张手术以后皮肤瘙痒会好吗？ ·

绝大部分患者接受静脉曲张微创手术后，淤积性皮炎的症状得到明显改善，皮肤瘙痒得到控制，色素沉着减淡，有效阻止溃疡发生的进程。只有极少部分患者的皮肤瘙痒很顽固，改善不明显。

·为何下肢静脉曲张手术后会复发?·

下肢静脉曲张手术后复发的原因很多,但应通过各种检查,以了解复发的原因。最常见的原因为下肢深静脉瓣膜功能不良、大隐静脉主干残留、大隐静脉的分支结扎不全、左髂总静脉压迫综合征、下肢深静脉血栓形成后综合征、先天性或后天性下肢动静脉瘘及其他可能引起下肢静脉压力增高的病因等。

1. 下肢深静脉瓣膜功能不良　一般来说,有血管外科专业的医院在治疗前,都会先通过彩色超声和下肢深静脉造影检查,来确定有无下肢深静脉的瓣膜功能不良,如果存在下肢深静脉瓣膜功能不良,可能的话,在手术中一起处理。根据深静脉瓣膜的形态和功能的变化情况做血管外瓣膜成形术(也称瓣膜戴戒术)、瓣膜修补术、瓣膜移植术或瓣膜替代术等。但是很多医院现在还没有设立血管外科,对下肢深静脉瓣膜功能的了解也不够,有些患者存在严重的下肢深静脉瓣膜功能不良是术后复发的重要原因(在学术上,要不要手术中同时治疗下肢深静脉瓣膜功能不良还有争论)。

2. 大隐静脉主干残留　一般来说,大隐静脉主干不容易残留,但是有的患者大隐静脉分支与大隐静脉主干粗细相近,术中识别困难,而将分支当作主干切除了,因而使大隐静脉主干残留。也有少数患者在一条腿上有两条相同的大隐静脉,切除了一条后,仍有一条存在。而残留的大隐静脉主干的瓣膜功能又不好,因此,引起下肢静脉曲张的原因没有彻底去除,也可以导致复发。

3. 吻合支增粗　大隐静脉的分支与分支之间有很多互相交通的小分支相连,医学上称吻合支。如果大隐静脉的分支没有完全切断,而分支的瓣膜功能也不好,就可能引起静脉血的倒流,久而久之,吻合支逐渐增粗,血液倒流也逐渐加重,就会导致下肢静脉曲张复发。

4. 左髂总静脉压迫综合征　左髂总静脉处在压力较大的右髂总动脉和坚硬的腰椎之间,很容易受到压迫,长期受压,就会使左髂总静脉常常处在压瘪的状态,容易使静脉粘连,进而使这个静脉腔变窄甚至完全闭塞,使血液不能顺利通过,致使下肢静脉的压力增高,其除了可以引起下肢静脉曲张外，还可能导致下肢水肿、下肢深静脉血栓形成等。如果不解除左髂总静脉的狭窄或闭塞，就不能防止这些情况的发生。一般来说，彩色超声检查也不能发现其病变，只有左髂总静脉造影检查才能发现其病变。而目前左髂总静脉造影检查又不作为下肢静脉曲张前的常规检查。因此，在其他复发原因都不存在的时候，要检查左髂总静脉是否有狭窄或闭塞。

5. 下肢深静脉血栓形成后综合征　除了下肢水肿外，也有下肢静脉曲张的表现，如果手术前没有详细询问有无下肢深静脉血栓形成的病史，就当作单纯性下肢静脉曲张来治疗，其结果不但是复发，而且复发得很快甚至可能带来其他并发症。

6. 下肢静脉压力增高　不管是先天性的，还是后天性（也称外伤性）的下肢动静脉瘘，都会造成下肢静脉压力增高，而下肢静脉压力增高又是下肢静脉曲张的主要原因，因此，也有下肢静脉曲张的表现，如果不加以鉴别，就做下肢静脉曲张的手术，势必复发。

7. 其他原因　包括布-加综合征、血管瘤等。布-加综合征是下腔静脉狭窄或闭塞性疾病，可以引起双侧下肢的严重静脉曲张，同时还有腰背部及腹部的浅静脉曲张，其容易区别。但如果检查不仔细，也可能当作单纯下肢静脉曲张来治疗，手术后复发也是当然的了。

总之，下肢静脉曲张手术后复发的原因很多，应该根据不同情况做相应的检查，以找出复发的原因，并根据复发的原因，选择有效的治疗方法。

·下肢静脉曲张出血如何处理？·

下肢静脉曲张的患者出现大出血的情况并不少见，出血的特点是量大、无痛觉，因此很容易被忽略。如果遇见这种情况，首先应该马上平卧、抬高下肢，并用手按压出血处血管15分钟，然后用绷带包扎，送有血管外科专科的医院。

·静脉淤积性皮炎有哪些治疗方法？·

静脉淤积性皮炎，首选手术治疗，只有解除静脉倒流的问题，皮肤营养才会得到改善。其他辅助的治疗方法：① 使用皮肤保湿剂，如凡士林、无添加香精的润肤液；② 避免过热的环境，如暖气烘烤、频繁的热水澡；③ 步行锻炼和穿医用静脉曲张袜；④ 在皮肤科医生的指导下外用类固醇药膏（已有皮肤破损者应慎用类固醇药膏，以免伤口不愈合）；⑤ 静脉性溃疡应进行规律的换药。

四、下肢静脉曲张的预后与处理

·日常生活中如何预防下肢静脉曲张？·

1. 抬腿　全身放松，平躺在床上，自然呼吸、不可憋气，两掌叠放在丹田处（肚脐下四指的地方）。将双腿举起、并拢，然后屈膝，使大腿与床面呈90°，大腿与小腿呈90°，坚持2～5 min。然后一腿保持屈膝，另一腿伸直，垂直于床面，再坚持2～5 min，换另一侧。最后，两腿伸直，脚腕交叉。全部动作坚持15 min以上。

2. 抬脚尖　静脉曲张的成因是静脉瓣膜功能不良，静脉血液向下逆流而形成静脉曲张。因此，站立时，要每隔一段时间就抬脚尖，让肌肉收缩，给静脉血液加压，让血液往心脏方向流动，致使静脉瓣膜打开并维持正常功能。一般来说，小腿感到酸麻时，就是在提醒你要抬脚尖了。

3. 穿平跟鞋　平跟鞋有助于预防静脉曲张，在体育锻炼时一定要穿有海绵垫的运动鞋或旅游鞋，对缓解腿部压力、预防静脉曲张很有帮助。

4. 活动下肢　站立工作者在工间休息时，宜将鞋脱掉，双脚抬高，足部要高于心脏30 cm以上，下班回到家中后也应将双脚抬高15 min，缓解血液对下肢的压力。

5. 纠正不良如厕习惯　在上厕所时看书报、手机，这是很不好的生活习惯。上厕所时看书报、手机，蹲踞时间长会给下肢静脉增加过多的负担，造成血管内滞血。

· 下肢静脉曲张患者可以热水泡脚吗？·

热水泡脚对下肢静脉曲张是不可取的，热水泡脚可能会加重静脉曲张的病情，因为泡脚时下肢动脉扩张，尤其是皮肤充血，使更多的动脉血进入下肢，但静脉的回流能力并不会因此增加。热水泡脚对于本来回流不畅的静脉病患者来讲，是火上加油，可加重血液淤积甚至导致毛细血管破裂，形成皮肤上的出血点，使小腿颜色变黑。同样的道理，用热水袋、电热毯、暖气片或者油汀取暖时，也应该避免温度过高。

· 为何下肢静脉曲张患者要注重皮肤护理？·

下肢静脉曲张的患者容易患淤积性皮炎。由于血液回流不畅、静脉高压，血管通透性增加，血液中的红细胞、蛋白质等渗透到皮下，引起局部炎性反应，并导致皮肤出现刺痛、瘙痒、发红、脱屑和变色，有些表现为曲张静脉表面的湿疹。

冬天由于空气干燥，静脉淤积性皮炎发病率显著增高。出现这种现象表示静脉曲张发展到中晚期，有必要进行手术治疗。平常应该注意使用一些保湿润肤露保护皮肤，减轻瘙痒。切忌用手使劲搓挠皮肤变色的静脉曲张部位，引发静脉破裂出血。

· 为何下肢静脉曲张患者皮肤瘙痒忌“抓挠烫”？·

下肢静脉曲张可引起皮肤炎症或皮肤敏感性增高，加上冬日皮肤干燥，往往会出现瘙痒的症状。患者对此本能的反应就是抓挠，还有不少患者喜欢烫脚，觉得抓完后一烫特别舒服。另外，民间有烫脚促进血液循环的“常识”，所以即使不痒，不少静脉曲张患者冬天也喜欢烫烫脚，或者艾灸足部和小腿部一些穴位。“抓挠烫”以后可能确实会觉得舒服很多，但并不会减轻病情，相反可使皮肤损伤且更加干燥，更加瘙痒。更重要的是静脉曲张后局部皮肤淤血、营养不良，容易抓破烫破，特别是在静脉鼓出的部位。而一旦皮肤发生破裂后，一方面可能发生大出血，另一方面则会诱发溃疡形成，使“老烂脚”提前发生。因此有下肢静脉问题的患者应特别注意不要抓破皮肤，不要过分烫脚，行艾灸等治疗也必须经过专业医生指导后操作。皮肤瘙痒正确的处理方法首先是通过抬高下肢或从下至上挤压小腿肚等物理方法促进静脉回流，改善皮肤淤血状态，皮肤干燥者可涂一些润肤露，再辅以一些改善静脉功能的药物。也可短期间断用一些止痒的外用药，但因其中大多含有激素类成分，长期涂抹可能会导致不良反应。另外万一发生静脉破裂，可立即平卧并抬高肢体，用纱布或餐巾纸压迫破裂处止血后送医院处理。

· 为何下肢静脉曲张患者小腿抽筋不能“乱补钙”？·

小腿肚“抽筋”是静脉曲张最常见的症状，而冬天更容易发生。人们一遇到抽筋最直接的反应往往是“缺钙”，自然想到要多喝点牛奶或者买点钙片补补钙。但事实上而真正的低血钙引起的抽筋十分罕见，而且因为低血钙一定是全身都低，不会仅局限于下肢。小腿肚抽筋最常见的原因是下肢静脉淤血，导致组织轻度水肿，代谢产物堆积刺激神经异常放电发生痉挛，而与缺钙无关。所以门诊经常遇到一些患者向医生抱怨怎么吃了一堆钙片了腿抽筋还不好。对于局限于腿部的“抽筋”，绝大部分与静脉回流不好有关，平时注意避免长时间站立，可以每隔1～2 h平卧抬高下肢数分钟，或者穿专门治疗静脉疾病的医用静脉曲张袜，必要时再口服一些改善静脉功能的药物，大多数就会缓解。当然有相当一部分患者可能需要通过外科手术处理，改善静脉回流后才能缓解抽筋。盲目补钙不仅起不到治疗作用，而且可能导致钙代谢紊乱，诱发结石等疾病。

· 下肢静脉曲张患者在饮食和生活作息上需注意哪些事项？·

在饮食方面，应多吃高纤维、低脂饮食及加强维生素C、维生素E的补充，特别要注意饮食控制避免肥胖。在日常生活方面，则需要避免服用避孕药、避免穿着过紧的衣物及高跟鞋、跷二郎腿及避免久坐或久站。如果是职业需要处于久坐或久站者，在处于这个状态1 h左右应该走动或踮脚尖运动，当然这种高危人群最好穿医用循序减压静脉曲张袜。每天睡前在床上平躺后将腿抬高至高于心脏水平20～40 cm的位置一段时间，睡觉时还可侧睡一边以降低骨盆腔静脉的压力。抽烟会使动、静脉受损，静脉曲张的患者应该戒烟。平时多用温盐水洗脚，特别对静脉性溃疡患者尤为适用，还要注意保护好患肢，避免外伤。

· 下肢静脉曲张为何会出现“老烂脚”？·

长期静脉高压导致小腿部位毛细血管通透性增加，红细胞渗出后破裂，铁红素在皮下沉积，使得皮肤变黑，从点状到片状发展，部分人会出现瘙痒感，最后出现皮肤的溃疡，也就一般人们多说的“老烂脚”。而后期皮肤颜色的改变到发生皮肤溃烂的病变过程迅速。而一旦发生溃疡，治疗过程就比较复杂。因此，静脉曲张的早期治疗是非常有必要的。应该尽量在皮肤颜色出现变化前就进行治疗。

· 穿静脉曲张袜可以预防静脉曲张吗？·

朱女士经治疗后创面愈合，在门诊随访过程中，医生建议其穿静脉曲张袜，那么何为静脉曲张袜，在治疗下肢静脉曲张中有何作用呢？患者又该如何选择适合自己的静脉曲张袜呢？

穿医用循序减压静脉曲张袜被国内外医生广泛认知为非手术预防下肢静脉曲张非常有效的一种办法，循序减压静脉曲张袜能提供所需要的支护，而且轻柔、优雅和舒适，静脉曲张袜有多种型号、颜色和压力等级，应在专业医生指导下选用。选用合适型号、压力的医用循序减压静脉曲张袜可以明显改善静脉曲张所造成的下肢沉重、酸胀、水肿等症状，对提高患者的生活质量很有帮助，同时还可以有效缓解静脉曲张的进展和并发症的发生。

· 如何选择静脉曲张袜？·

随着静脉曲张知识的普及，越来越多的人群开始使用，这是好现象，但是因为并非所有的人都了解如何选择静脉曲张袜，夹杂着一些女性有瘦腿的需要，所以在使用上容易出现误区。

医用静脉曲张袜作用原理就是利用自身弹力挤压浅表组织，提供对浅表静脉的外力支持，从而缓解静脉压力过高导致的血管扩张。理论上来说，压力越大，覆盖的范围越大，对患者的治疗效果越好。但理论不能代替实际。我们必须找到最关键的部位去解决才可以事半功倍。大部分患者静脉曲张最严重的位置位于小腿，所以小腿是关键部位。

（1）选择合适的静脉曲张袜。所谓“合适”，即穿上后感觉踝部压力最大，小腿次之，膝以上最小，并且不影响膝关节活动，舒适贴身。

（2）根据穿者的腿部症状选择合适的静脉曲张袜（表2-2）。

表2-2　医用静脉曲张袜选择参考表

压力级别	适用人群
压力一级（16～22 mmHg）	A. 工作中长期站立或者静坐的人群，如护士、教师、空姐、营业员、理发师等 B. 妊娠妇女、体型肥胖者、经常出差坐飞机易引起经济舱综合征的人群 C. 没有明显水肿的轻度静脉曲张 D. 术后或长期卧床患者，预防下肢深静脉血栓
压力二级 中压（23～30 mmHg）	A. 妊娠期间中度静脉曲张 B. 轻度水肿的静脉曲张 C. 慢性静脉功能不全的静脉性溃疡愈合后 D. 深静脉血栓患者
压力二级 高压（31～36 mmHg）	A. 明显水肿、突出的静脉曲张 B. 慢性静脉功能不全（深静脉瓣膜功能不全） C. 严重、反复发作的静脉性溃疡愈合后 D. 创伤性水肿 E. 可逆的淋巴水肿
压力三级（37～46 mmHg）	A. 严重的深静脉血栓后综合征 B. 不可逆的淋巴水肿 C. 下肢高度肿胀者

（3）根据病变部位选择静脉曲张袜的长度：中筒袜（膝下）、长筒袜（及大腿）、连裤袜。如果穿者只是膝盖以下的部位患有静脉曲张，

穿中筒静脉曲张袜即可；如果穿者膝盖以上的部位也有症状，需要穿长筒的或者连裤型静脉曲张袜。

（4）确定合适的号型：静脉曲张袜分为小号（S）、中号（M）、大号（L）、加大号（XL），不同厂家相应数据和尺码有所不同。用软尺量出穿者腿部的3个主要尺寸（cm）：脚踝最细处周长、小腿肚最大周长及大腿最大周长，以确定合适的号码。

·静脉曲张袜有哪些主要功能？·

静脉曲张袜主要有以下功能：① 对长时间站立、坐立和重体力劳动者可减轻下肢酸胀不适，预防下肢静脉曲张；② 清除由于下肢静脉回流障碍引起的肿胀、酸痛，使变黑的皮肤改善，避免曲张加重；③ 预防下肢静脉溃疡；④ 减轻下肢淋巴水肿；⑤ 预防长期卧床患者的下肢深静脉血栓形成；⑥ 美腿塑形。

·静脉曲张袜适用哪些人群？·

静脉曲张袜主要适用于以下几类人群。

（1）长时间站立者：教师、交警、导购、美容师、医生、护士等。

（2）长时间静坐者：IT人士、白领、公务员等办公室工作人员。

（3）妊娠妇女、长期服用避孕药的人群。

（4）经常出差、乘坐飞机、长途车的人群、空姐。

（5）肥胖人群。

（6）已患下肢静脉疾病的人群。

（7）下肢深静脉血栓高发人群。

·静脉曲张袜不适用哪些情况？·

静脉曲张袜不适用于：① 腿部患有皮炎、湿疹、坏疽者；② 下肢有新鲜手术切口者；③ 近期进行皮肤移植者；④ 严重的下肢动脉硬化；⑤ 糖尿病患者合并微血管病变者；⑥ 下肢严重变形者；⑦ 心功能不全者。

·穿静脉曲张袜有什么注意事项?·

(1) 需要根据医生建议选择合适压力的静脉曲张袜,3～6个月后需要及时更换静脉曲张袜。

(2) 穿静脉曲张袜应在早晨起床之前,准备穿袜子时,注意使患者的腿保持干燥,必要时可涂少量滑石粉。将静脉曲张袜从袜口卷到足趾处,手掌撑开静脉曲张袜,抓住趾洞(许多医用静脉曲张袜在脚趾头或脚背、脚底处有洞以便检查循环情况),尽量使足趾深入袜卷,然后以拇指为引导向上拉起静脉曲张袜,穿着时必须无皱褶,可轻轻牵拉静脉曲张袜的脚尖部分,以保持脚趾良好的活动性。

(3) 绝对不可穿着静脉曲张袜睡觉。

(4) 脱静脉曲张袜时注意从顶部开始,慢而稳地把静脉曲张袜脱下。

(5) 勤剪趾甲,预防脚后跟皮肤皲裂,避免刮伤静脉曲张袜。

(6) 不用含碱性高的洗液清洗静脉曲张袜,清洗干净的静脉曲张袜要避免曝晒,在阴凉处晾干即可。

(7) 在穿着静脉曲张袜过程中如有不适请及时找专业人员沟通。

·静脉曲张袜日常如何护理?·

(1) 勤剪手、脚指(趾)甲,在穿着或脱卸治疗型静脉曲张袜时,不要让手、脚指(趾)甲或者饰品等硬物刮伤袜体。

(2) 若您选择了长筒袜,为保持袜口防滑带上硅胶的黏附力,请用60%～90%的酒精棉球经常洗擦。

(3) 洗涤时要用中性洗涤剂在温水中(不要超过40℃)手洗,不要拧干,应该用手挤或者用干毛巾吸除多余的水分并于阴凉处晾干,切勿置于阳光下或靠近人工热源曝晒、烘烤。

·预防静脉曲张还需注意哪些事项?·

(1) 长时间的保持一种姿势会使得下肢血液回流减少,要通过间断改变身体姿势来确保良好的下肢血液循环。建议每30 min改变一次身体姿势。有条件的可以在办公室里小走或者简单舒展下肢。坐立时抬高下肢或者保持膝关节伸直状态，这样可以有效地降低下肢静脉的压力。建议坐立时在条件允许的情况下可以将双脚放在另外一个凳子上；睡觉时脚下可以垫高10 cm。

(2) 适度的锻炼既可以促进血液循环同时也可以保持肌肉张力。建议每天走路或慢跑30 min。

(3) 均衡饮食富含果蔬的均衡饮食可以提高纤维素水平，从而稳定血压和减缓静脉压力。

(4) 吸烟和饮酒可以导致静脉管壁扩张，从而加重静脉曲张的发生发展，因此要戒烟和减少酒精摄入。

· 有适合下肢静脉曲张的医疗保健操吗？·

患有下肢静脉曲张的患者，平时可做医疗保健操。例如，平卧于床上，抬高患肢45°维持1～2 min，或者直抬腿向上、向下运动数分钟，每天练习2～3次，有助于加快下肢静脉血液回流。

五、名中医奚九一对下肢静脉曲张的认识

上海市名中医奚九一教授把下肢静脉曲张引起的一系列并发症称为下肢静脉曲张炎变综合征，是由下肢静脉血液逆流、静脉郁血而引起的皮肤、血管、淋巴管、软组织等炎变甚至溃疡的各种临床表现。它是一组症候群，皆是由于炎性介质的侵入或炎症反应变化所致。这个概念的提出，不仅高度概括了小腿静脉曲张引起的一系列病症的病因病理和征象，而且比较全面地反映和概括了下肢静脉疾病的实际情况，便于指导临床的诊断和治疗。

该病多见于从事持久体力劳动或站立工作的人员，青年时期即可出现，但一般以中、老年发病率高。根据其典型的临床表现，应属于中医"筋瘤""恶脉""青蛇毒""股肿""下注疮""流火""臁疮"的范畴。

1. 分病辨邪——主邪　该病的病机是气虚为本，瘀热为标。奚九一根据自己50多年诊治脉管病的临床经验，提出"因邪致瘀、祛邪

为先”的学术观点，即无因不成瘀，邪盛可激发新瘀，导致病势的急性进展。邪去则新瘀渐为旧瘀，病势亦随之好转，呈缓解状态。由于邪与正相斗争，致使血瘀有新与旧的消长，及早祛除病邪，对于疾病的预后和转归，有着至关重要的作用。在这个基础上不仅要辨证，而且还要辨病。对下肢静脉曲张所致的一系列并发症，首先明确诊断，也就是辨病，其优点在于可以对疾病的发生、发展、转归有一个纵向的把握。然后运用中医辨证的方法，确定致病邪气，也就是辨证，从而有利于选择有针对性的中草药进行治疗，疗效显著且复发率低。根据疾病在各个阶段的不同侧重点，本着“异病同治”原则，提出了新的分型与治疗方法，结合本病常见病症，可辨病分为四大类型及其主邪（病因）。

（1）湿热之邪：常见于慢性湿疹、郁血性皮炎、紫癜性皮炎、郁血性溃疡（臁疮）、淋巴肿。

（2）血热（络热）之邪：常见于单纯性浅静脉炎（血栓性浅静脉炎）、多发性浅静脉炎。

（3）热毒之邪：常见于皮肤性血管炎、丹毒。

（4）气虚下陷为主：常见于单纯性浅静脉曲张以及静脉曲张炎变综合征各个病种的慢性恢复期。

2. 分期论治　纵观疾病的发展，大多有一个从急性发作至缓解的周期性过程，静脉曲张炎变综合征也不例外。按照病情的缓急，可简分为二期，急性发作期和好转缓解期。“急则治其标，缓则治其本”，并与分病辨邪相结合，根据疾病不同时期所表现的侧重点（主邪）的不同，采取相应的治疗方法。

（1）急性发作期：此期证属“邪盛”以致“新瘀”的发展，重点是辨别本病主邪性质。治疗上推崇张子和的“病之一物，非人身素有之，或自外而入，或自内而生，皆邪也，邪气加诸身，速攻之可也，速去之可也”“邪去而元气自复也”的祛邪说。急则以祛为先，主要是集中药力以清除致病邪气，同时要把握“不拘于瘀，不惑于虚”，也就是对急性期所表现的虚症及瘀症。通常情况下，初虚不必骤补，更反对应用大剂量活血化瘀的药物。因为邪势方盛未减，急于扶正或活血化瘀，反而会激惹血管反应，导致病情恶化。

1）湿热之邪为主

证候特点：患肢红、热、肿、痛明显，或溃疡边缘红肿，高起，肉芽鲜红，分泌物色黄黏稠，气味腥臭。舌红，苔黄，脉滑数。

治法：清热利湿。

基本方：茵陈、山枝、蚤休、金银花、蒲公英、苦参、六一散。

加减法：热盛加生石膏、水牛角片；肿胀明显加桑叶、桑白皮、桑枝；病变面积较大，呈发散状分布者，可加用祛风药，荆芥、防风、浮萍。

2）血热之邪为主

证候特点：单一或多发条索，疼痛、红肿为主，以后红肿消退，留下硬索，并有色素沉着，局部常有牵制、隐痛、坠胀感。可伴有发热、口渴、便秘、溲赤等。舌红，苔黄腻，脉滑数。

治法：清热凉血。

基本方：生地黄、丹皮、益母草、紫草、生甘草。

加减法：热盛可加生石膏、水牛角片、羚羊角粉等。

3）热毒之邪为主

证候特点：红肿疼痛甚为剧烈，且皮肤表面可及白色萎缩斑等免疫复合物的沉积，溃疡较深，垂直状凹陷；有时伴有体温升高。舌质红，苔少，脉数。

治法：清热解毒。

基本方：白英、白花蛇舌草、半支莲、仙鹤草、金银花、野菊花、蒲公英、生甘草。

加减法：毒势较盛的加生地黄、水牛角片、地骨皮、生石膏。

（2）好转缓解期：此期证属“邪去正虚”阶段。重点是辨“虚”的性质。治疗上以扶助正气为本。静脉曲张炎变综合征是由静脉曲张引起的一系列并发症，现代医学研究表明，与静脉壁软弱、静脉瓣膜功能缺陷及肌肉泵功能减退有密切联系，与中医“气虚下陷”的理论不谋而合。临床上奚老常常用益气升提方治疗单纯性静脉曲张及静脉曲张炎变综合征好转缓解期的患者，并配合马步功进行功能锻炼，既可以增加肌肉的张力，也可以改善静脉瓣膜的功能，疗效显著且复发率低。

证候特点：无明显红肿热痛，可及浅静脉曲张，皮肤张力轻。舌质淡，苔薄白，脉缓。

基本方：黄芪、党参、茯苓、白术、柴胡、升麻、枳壳、垂盆草、炙甘草。

患肢肿胀较甚者加马鞭草、冬瓜皮等。

主要参考文献

陈淑长.实用中医周围血管病学.北京：人民卫生出版社，2005.

侯玉芬.刘明.张玥.下肢静脉曲张防治答疑.北京：人民军医出版社，2010.

李曰庆.中医外科学.北京：中国中医药出版社，2002.

奚九一，赵兆琳，曹烨民，等.奚九一谈脉管病.上海：上海科学教育出版社，2004.

赵诚，曹烨民.清络通脉片治疗结节性红斑临床疗效观察.上海中医药大学学报，2013，27(95)：49–50.

赵诚，曹烨民.双草清脉颗粒治疗急性期血栓性浅静脉炎临床研究.中医学报，2013，28(11)：1738–1739.

主编信息

·基本信息·

曹烨民，男，53岁，主任医师，教授，硕士生导师，全国第三批优秀中医临床人才，上海市中医药领军人才。目前担任上海中医药大学附属上海市中西医结合医院脉管科主任，上海市中西医结合脉管病研究所副所长。兼任中华中医药学会周围血管病分会副主任委员，中国中西医结合学会周围血管病专业委员会副主任委员，上海市中西医结合学会周围血管病专业委员会主任委员。

·擅长领域·

擅长糖尿病足、深静脉血栓形成、血栓性静脉炎、动脉硬化闭塞症、血栓闭塞性脉管炎、免疫性血管炎等各种脉管病的诊治，以及各种慢性创面的处理和骨关节病、痛风等疾病的治疗。先后获得上海市科技进步奖二等奖、中华中医药学会科技进步奖二等奖。先后承担国家级、市级课题10余项，发表论文20余篇。参编著作8部。

·门诊时间·

专家门诊：每周一上午；特需门诊：每周三全天。